Bourbonne-les-Bains

AVEC UNE LETTRE-PRÉFACE

DE

M. le Professeur ALBERT ROBIN

MEMBRE DE L'ACADEMIE DE MEDECINE

A L'USAGE DES MÉDECINS

1901

Bourbonne-les-Bains

Dr JOYEUX

Bourbonne-les-Bains

OUVRAGE HONORÉ D'UNE PRÉFACE

DE

M. le Professeur ALBERT ROBIN

A L'USAGE DES MÉDECINS

1901

PRÉFACE DE L'AUTEUR

Je tiens à rendre hommage à la mémoire de mes devanciers : les docteurs Cabrol, Tamisier, Rochard, Renard, Causard et Bougard, qui tous, ont publié sur Bourbonne d'excellentes monographies.

Néanmoins, il m'a semblé qu'il y avait une lacune à combler, et que le temps était venu de donner la lumière à un travail précis, et surtout nettement délimité, sur l'action des eaux de Bourbonne-les-Bains.

Mon but, en écrivant ce modeste opuscule, est donc de présenter aux médecins français et étrangers une

étude précise de la cure de Bourbonne-
les-Bains.

Je prendrai bien garde d'émettre de
longues théories. J'écris en praticien et
pour des praticiens.

Bien des villes d'eaux, voulant amener
les malades en foule à leurs stations,
prétendent guérir à peu près toutes les
maladies, et ne manquent pas de citer
une longue liste des affections qui s'y
traitent. Leurs eaux sont de véritables
panacées, aussi la confusion s'établit-
elle, et dans le doute le médecin s'abs-
tient.

Une eau minérale, une eau thermale
a des qualités propres, personnelles si
l'on veut bien, elle est un médicament
spécial, et ce sont ces qualités qu'il faut
s'attacher à mettre en lumière.

Il importe que le médecin sache nettement à quel groupe d'eaux appartient

une station et le rang qu'elle y occupe; il faut qu'il puisse comparer ses eaux aux eaux similaires pour en déduire immédiatement les indications et les contre-indications; il faut qu'il ait une idée de l'importance de cette station, des distractions ou du calme dont les malades peuvent y jouir.

Il faut en outre et surtout que le médecin trouve bien sélectionnées les affections qui s'y traitent, avec, à l'appui pour chacune d'elles, un petit nombre d'observations bien choisies.

Tel est le cadre dans lequel je me propose de faire connaître aux médecins la cure de Bourbonne-les-Bains.

Bourbonne, le 15 février 1901.

Bourbonne-les-Bains

Situation. — Bourbonne-les-Bains, (Haute-Marne), est une petite ville de 4,5oo habitants, coquettement adossée aux flancs d'une colline des Faucilles qui relient le Plateau de Langres aux montagnes des Vosges.

Altitude. — Son altitude est de 255 mètres.

Climat. — Par sa situation géographique, Bourbonne participe du climat vosgien et du climat rhodanien. Cette situation est vraiment heureuse, car l'air un peu vif des sapins des Vosges est mitigé par les tièdes effluves du bassin du Rhône.

Origines. — C'est par les Romains, et sous le nom d'Indesina-Borvo que fut bâti Bourbonne, avec des Thermes magnifiques et un Temple, dont font foi les ruines gallo-romaines qui s'élèvent dans le Parc.

Communications. — Bourbonne est une station du réseau de l'Est, qui communique directement avec Paris par le « Train des Eaux » en six heures, avec wagons-couloirs et wagon-restaurant.

Saison. — Elle commence le 15 avril et ferme le 15 septembre.

Aspect de la ville; ses Ressources. — L'assiette de Bourbonne se ressent de sa situation orographique : à part la Place des Bains, et quelques rues, on ne peut y faire deux pas sans monter ou descendre. Ce désavantage semble compensé par les vues panoramiques des montagnes et des forêts qui environnent la ville comme d'une ceinture. Il n'y a que deux kilomètres à faire pour apercevoir les montagnes des Vosges et les blanches crêtes des Alpes.

Les Hôtels sont nombreux, somptueux ou simples, et avec d'immenses jardins. Sous ce rapport, Bourbonne n'a plus rien à envier aux plus riches stations de l'Europe.

Bourbonne est pourvu de deux bureaux de Postes, Télégraphe et Téléphone.

Il y a de nombreux loueurs de chevaux et voitures pour les promenades et les excursions.

La ville possède une Église catholique, un Temple protestant et une Synagogue.

L'Hôpital Militaire. — L'importance

de la station se décèle par la présence d'un immense et magnifique Hôpital Militaire, fondé sous Louis XV, et qui, pendant la saison, abrite 180 officiers et 800 soldats. C'est un des plus beaux hôpitaux militaires du monde entier.

Le Casino. — Un Casino, avec théâtre, salle de concerts, salles de café, hall, salle de bal, salons de jeu et de lecture, cercle, tennis, crockets, jeux de toutes sortes dans un Parc bien entretenu, complètent l'Établissement thermal.

L'Établissement thermal actuel, propriété de l'État et affermé par la Société des Thermes, comporte une installation très importante et confortable. Pour la 1re classe, les cabines possèdent des baignoires en marbre blanc d'un seul bloc, et des douches de toutes espèces. Dans la 2me classe se trouvent, outre les cabines de bains et de douches, de larges piscines.

Il existe deux Buvettes d'Eau de Bourbonne.

Régime des Eaux. — La provenance des Eaux thermo-minérales de Bourbonne est remarquable. Les eaux de l'Apance descendent par une faille dans les couches du trias, en rencontrant successivement : les marnes irisées, le muschelkalk, les argiles bariolées, le grès bigarré et les granits. A ces profondeurs (environ 1.600 m.), elles deviennent hyperthermales, et leur minéralisation, déjà commencée, s'achève dans le parcours horizontal, à travers les argiles bariolées et les cavités salifères. L'ascension se fait ensuite sous la poussée des gaz souterrains, à travers une autre faille, par des cheminées naturelles et des sondages.

Leur débit quotidien dépasse 5oo mille litres.

Température des Eaux. — Elle atteint 65°.

Nature et composition des Eaux. — Les Eaux de Bourbonne sont des eaux **Chlorurées sodiques fortes, lithinées, bromo-iodurées.**

Voici d'abord l'analyse des trois principaux éléments (Würtz et Wilm.) :

	GRAMMES
Chlorure de sodium	5 2020
Bromure de sodium	o o644
Chlorure de lithium	o o887

Remarquons en passant que l'Eau de Bourbonne est **la plus lithinée du monde entier.**

« La Lithine, dit Wilm, figure dans cette eau en quantité tout à fait exceptionnelle, quantité telle qu'on peut la doser dans le résidu alcalin de un demi-litre, et cela sous forme de phosphate.

Voici maintenant l'Analyse complète :

		GRAMMES
	de sodium	5 2020
	de lithium	0 0887
	de potassium	
Chlorures..	de rubidium	0 1992
	de caesium	
	de magnésium	0 0538
	de calcium	0 0785
Bromure de sodium		0 0644
	de calcium	0 0743
Carbonates	ferreux et manganeux	0 0023
	de magnésium	0 0032
Sulfate de calcium		1 3980
Fluorure de calcium		Traces.
Iode, arsenic et ammoniac		Traces.
Silice		0 0748
Acide carbonique	libre	0 0263
	combiné	0 0705
		7 2306

(Wilm, dans le laboratoire et sous le contrôle de Würtz.)

La loi des associations médicamenteuses de Lépine, donne une nouvelle preuve de l'action énergique de telles eaux.

J'ai comparé l'Eau de Bourbonne avec les autres Eaux chlorurées sodiques, tant au point de vue de leur minéralisation que de leur thermalité. Le tableau suivant fait ressortir cette comparaison :

Stations	Thermalité.	Na Cl.
		GRAMMES
Bagnères-de-Bigorre. .	18°–51°	0 1814
Baden-Baden..	62°	2 014
Balaruc	48°	7 04
Bourbon-Lancy.. . . .	46°–56°	1 30
Bourbon-l'Archambault	12°–52°	2 24
Bourbonne-les-Bains. .	65°	5 2020
Creutznach..	12°–30°	9 520
Hambourg.	11°	9 860
Kissingen	11°–17°	5 822
La Motte-les-Bains. . .	57°–°60	3 80
Salies-de-Béarn	froides	216 »
Salins	froides	22 »
Wiesbaden..	67°	6 82

Ce tableau, qui met en parallèle absolument toutes les stations thermales de France et de l'Étranger, contenant plus de 1 gr. de Na Cl. parle assez éloquemment en faveur de Bourbonne.

Aussi le Dr E. Rochard a-t-il pu dire : « *Dans le groupe des eaux thermales chlorurées sodiques de France, celles de Bourbonne-les-Bains tiennent la première place.* »

COMPARONS maintenant Bourbonne aux autres stations françaises et étrangères au point de vue de la quantité de lithium renfermée dans les eaux.

Stations.	Lithium.
	GRAMMES
Contrexéville.	0
Vittel.	0
Carlsbad.	traces
Kissingen.	0 0200
Châtel-Guyon	0 0280
Martigny.	0 0320
Royat.	0 0350
Bourbonne-les-Bains	0 0887

Ce tableau est suffisamment expressif et se passe de commentaires.

Réflexions sur le Bain.

Les bains de Bourbonne semblent avoir plus d'action à mesure qu'ils sont plus chauds. Il y a néanmoins des limites. La température utile la plus basse est 33°, la plus élevée est 38°. Les congestionnables et les goutteux éviteront les hautes températures. Les rhumatisants, en général, tàcheront d'arriver progressivement à 36°, 36° 1/2, 37°, 37° 1/2. Certains ne se trouveront bien qu'à 38°. — La température initiale devra toujours être inférieure à la température finale. En tous cas il importe qu'elle soit constante, et que le bain soit réchauffé plusieurs fois.

Il est difficile d'indiquer la durée du bain. Il faut suivre une progression systématique. Au delà de 40 minutes le bain devient inutile et fatigant.

Après le bain il est bon de faire au lit une sieste à peu près égale à la durée du bain. La transsudation se fait alors sans inconvénient, et la pratique vient encore justifier la théorie. Généralement le bain se prend avant la douche. Pourtant il est des cas, où les malades hypersthéniques se trouvent bien de le prendre après la douche : le sédatif après l'excitant.

M. le professeur A. Robin a indiqué que, dans certains cas, la quantité des sels normaux contenus dans un bain pouvait avantageusement être augmentée. Pour répondre à ce besoin, Bourbonne fabrique d'une façon scientifique et sérieuse des Eaux Mères qu'on peut ajouter au bain ou employer en compresses, ou même en dehors de Bourbonne, pour préparer une cure.

Réflexions sur la Douche.

OUTRE les douches vaginales qu'on peut prendre dans le bain avec ou sans speculum de bain, outre les douches rectales ascendantes, outre les pulvérisations pour la gorge, le nez ou les oreilles, Bourbonne possède des douches constituées par un jet mobile que le doucheur ou la doucheuse tient à la main et peut graduer comme pression de 1 jusqu'à 18 mètres. Un jeu d'obturateurs forés permet une percussion variable au gré du médecin. Cette douche, bien maniée, est véritablement le triomphe de Bourbonne.

Je ne m'arrêterai pas à dire quel est le sens que doit avoir cette douche : elle doit aller toujours dans le sens de la circulation veineuse, exactement comme dans le massage, en évitant le creux poplité, les aines, la paroi abdominale, et les paquets variqueux qui sont des *noli me tangere.*

Toute autre douche peut être inefficace et dangereuse pour les œdèmes, les phlébites, etc...

On peut la prendre étant debout, assis ou étendu sur un matelas spécial, à crémaillère.

La douche se supporte à une température un peu plus élevée que le bain.

Elle peut varier depuis la simple affusion jusqu'à la pression de 18 mètres; mais il faut y aller graduellement, et avec précaution. Elle peut durer jusqu'à 15 minutes pour le plus grand bien des atrophies musculaires notamment.

Réflexions sur le Massage français, la Gymnastique suédoise et l'Électrisation.

L'ENSEMBLE des affections traitées à Bourbonne démontre bien la part énorme qui revient au massage et à l'électrisation.

Cependant je tiens à faire remarquer que ce ne sont pas des succédanés, mais des adjuvants qui, au cours de la cure, rendent des services inespérés en dehors d'elle. Le malade qui *fait de l'eau* s'entraîne : il fait des mouvements progressifs avec facilité dans le milieu liquide qu'est le bain, il en fait sous la douche. — Il a alors un moment de repos. — Il passe peu de temps après aux mains du masseur qui doit connaître son anatomie des régions, et être mis par le médecin parfaitement au courant de l'affection à traiter. L'effleurement étant fait par la douche, le masseur commence de suite les temps vrais du massage. Le massage suédois, bon avec les gens simplemeut affaiblis, n'est guère de mise à Bourbonne. Au contraire, la gymnastique suédoise, anatomo-physiologique est d'application courante. Enfin, dans la journée, le malade peut faire de la mécano-thérapie, aussi simple qu'elle est efficace, à l'aide du Whistley-health exerciser, à défaut d'une installation Zander.

N'est-ce pas assez? Les courants continus et interrompus sont à la disposition du malade. Chaque médecin à Bourbonne est fort remarquablement outillé à cet effet; et dès que le malade est au courant des manœuvres fort simples en somme, il emporte un Chardin ou un Gaiffe qu'il rend au médecin à la fin de sa saison.

L'Eau de Bourbonne en Boisson.

Son action a été remarquablement étudiée par le Dr Boutarel et par M. Habert, pharmacien à Bourbonne.

Les conclusions de leurs travaux sont les suivantes :

1° Il n'y a pas diurèse. — 2° L'acidité urinaire baisse. — 3° Il y a augmentation de l'urée, par conséquent *augmentation des échanges azotés*. — 4° Le taux de l'acide urique diminue notablement, d'où *augmentation des oxydations*. — 5° Diminution de l'acide phosphorique et des phosphates, ce qui implique une action tonique et reconstituante pour les systèmes osseux et nerveux, riches en phosphore. — 6° Enfin, diminution des matières extractives azotées, d'où *combustion plus complète des leucomaïnes* dans l'économie. Les auto-infections sont par suite diminuées.

Dans les *diabètes arthritique et goutteux*, où il y a ralentissement de la nutrition, M. Habert a constaté une diminution du sucre d'au moins la moitié, et une augmentation très nette des forces. En outre, chez les diabétiques hypoazoturiques, justiciables de la cure de Bourbonne, le taux de l'urée remonte et revient à la normale.

Moi-même j'ai remarqué que l'eau de Bourbonne en boisson amène une *diminution très notable du taux de l'albumine*.

Observation. — Mr L., de Paris, atteint de néphrite goutteuse, m'arrive le 12 juillet 1897 avec o gr. 572 d'albumine par 24 heures. Le 6 juillet, il n'en accuse que : o gr. 259, et le 31 juillet, veille de son départ, il n'en a plus que o gr. 204.

INDICATIONS

JE ne commettrai pas l'erreur de donner la liste complète des maladies
que l'on prétend soigner à Bourbonne.
Je ne m'occuperai que des affections qui
y sont traitées avec un réel succès, et
donnerai pour chacune d'elles le tant
pour cent de succès (guérisons et améliorations) que l'on obtient à Bourbonne. Ce document est puisé dans la
*statistique impartiale de l'Hôpital Mili-
taire de Bourbonne.*

*Or l'impartialité de cette statistique
est indiscutable puisqu'elle est faite par
les médecins militaires exerçants à Bourbonne, et qu'aucun d'entre eux n'a intérêt
à substituer le faux au vrai, d'autant
plus que les résultats sont contrôlés au
retour au Corps. Quant aux observations
qui suivent, elles sont toutes inédites et
me sont personnelles.*

Maladies traitées avec succès.

Rhumatisme articulaire chronique : succès, 72 °/₀ ;

Arthrite traumatique : succès, 82 °/₀ ;

Fractures simples : succès, 92 °/₀, *et compliquées :* 69 °/₀ ;

Luxations : 75 °/₀, *et Entorses :* succès,
   83 °/₀ ;

Ankyloses incomplètes : succès, 66 °/₀ ;

Atrophies musculaires secondaires ;

Sciatique : succès, 80 °/₀ᶠ ;

Phlébite ;

Goutte ;

Maladies des Femmes ;

Anémie et débilité des Enfants ;

Diabète arthritique ;

Affections cutanées.

Rhumatisme articulaire chronique.

Succès 72 %

EN première ligne vient le rhumatisme articulaire chronique, avec ses différentes modalités et ses différentes complications : la polyarthrite rhumatismale, le rhumatisme déformant noueux, le rhumatisme musculaire et les douleurs rhumatismales, les pseudo-rhumatismes, le rhumatisme blennorrhagique.

Observation I. — Le Dr S... de P. m'adresse le 11 juin 1897 Mr T... de P. atteint de rhumatisme polyarticulaire subaigu datant de 7 ans, ayant envahi presque toutes les articulations et surtout les pieds. L'acide urique est en quantité normale. — A la fin de la saison de 21 jours, le Dr S. m'écrit qu'il est enchanté et qu'il trouve le malade amélioré sensiblement. L'amélioration se manifeste surtout après la cure; aussi, au premier jour de l'année suivante, Mr T.... m'écrit-il que le résultat est excellent.

Observation II. — Le Dr L. de Paris m'adresse, le 16 juillet 1897, le commandant C., atteint de rhumatisme chronique. Les deux genoux et les deux épaules particulièrement sont le siège de craquements, et les mouvements ne se font pas complètement sans douleur. Le malade n'a pu disposer que de 17 jours. Je lui ai fait suivre un traitement progressif puis intensif. Il a eu 9 bains, 30 douches et 8 massages très sérieux. Au départ, les craquements sont plus nombreux, mais plus fins. Les mouvements se font facilement, complètement et sans douleur. Le commandant C. m'écrit, le 24 octobre suivant, qu'il a fait les manœuvres sous la pluie, et que jamais cependant il ne s'est senti si souple.

Arthrite traumatique.

Succès 82 %

Il faut envoyer les malades à Bourbonne dès que toute trace d'inflam-
mation a disparu ; cette indication est
très importante.

Observation. — Mme C. de D., mère du D^r C.
de D., a fait en juin 1895 une chûte qui lui a
valu une arthrite traumatique au genou droit.

Traitements classiques presque sans résultat.
La malade fait une première saison à Bourbonne sans conseils en 1898. Elle subit ensuite
de nouveaux chocs au genou malade.

Je l'examine en 1899 : il y a un peu de
liquide dans le cul-de-sac sous-rotulien, avec
sensation de caoutchouc due à l'induration de
ce cul-de-sac. La malade se traîne sur deux
béquilles.

1re saison sérieuse en 1899, de 26 jours : 7
bains, 22 douches, de plus en plus fortes et
prolongées, et 20 massages. L'hydarthrose a

disparu en 20 jours. Son fils, le Dr C., m'écrit le 11 juillet 1899 : *Je suis heureux et surpris d'un tel résultat...* » Le 8 août de la même année, la malade m'écrit : «... *Je puis enfin marcher un peu... Je n'ai pas encore quitté ma seconde béquille, j'espère le faire le mois prochain, et prendre ma canne...* »

2e saison en 1900. Je constate de nouveau un peu de liquide et des craquements énormes dans l'article. En 28 jours : elle prend 4 bains, 26 douches et 18 massages.

Le 30 décembre suivant, la malade m'écrit : « *J'ai le plus grand plaisir à vous apprendre que je vais beaucoup mieux et que je puis me passer de canne... J'ignore si j'irai à Bourbonne, cela dépendra de mon état au printemps.* »

Les Luxations.

Succès 75 °/₀

L ES *luxations* réduites donnent de faciles et brillantes guérisons. Les luxations non réduites, au contraire, donnent constamment des résultats presque nuls.

Observation. — Mr O., de B., a le poignet gauche écrasé à l'âge de 5 ans. Ne l'oublions pas. A l'âge de 23 ans, il fait une chûte, et se fait une luxation irréductible de l'épaule gauche. Il refuse une intervention sanglante à Nancy. L'an 1899, en été, je le radiographie et le détermine à se faire opérer. Mon ami le Dr S. et moi lui faisons, le 22 novembre 1899, une arthrotomie idéale qui réussit pleinement. Je commence les mouvements dès le 20e jour, et je les continue 2 et 3 fois par jour pendant un mois.

J'ordonne au malade, en juillet 1900, une saison de 30 jours : environ 15 bains, 25 douches, et 15 massages, avec la mécano-thérapie.

Les mouvements actifs augmentent d'amplitude, mais ce n'est qu'après 2 mois encore de mécanothérapie que l'ex-malade « peut aller à la charrue et charger les gerbes », en dirigeant la fourche avec son bras gauche qui, outre l'ancienne luxation, est broyé au poignet. La guérison de M. O. était la condition de son mariage. Il m'a appris ses fiançailles il n'y a pas quinze jours.

Les Entorses.

Succès 83 %

Ici un mot domine la situation : .il faut envoyer à Bourbonne le plus tôt possible. Le nombre d'entorses qu'on soigne ici est énorme. Sur 1.555 cas, compliqués ou non, soignés à l'Hôpital Militaire, il y a eu 1.287 guérisons ou améliorations, c'est-à-dire 83 p. 100 de succès.

Fractures simples.

Succès 92 %

Fractures compliquées.

Succès 69 %

Les fractures simples ou compliquées seront envoyées à Bourbonne dès le second mois qui suit la consolidation du cal. Dans les fractures simples : succès 92 p. 100, et dans les fractures compliquées, 69 p. 100.

Observation I. — Mr P., banquier à Paris, est atteint d'une fracture comminutive des deux malléoles gauches, à la suite d'un coup de rifle reçu pendant la campagne du Mexique. Suppuration continuelle, marche très difficile.

En avril 1896 Mr P. fait une saison à Bourbonne. Un grand bain chaque jour, puis douches sauf à l'endroit fracturé, où je fais des pulvérisations par les orifices de la blessure. —

Après 12 jours de traitement, il n'y a plus trace de suppuration ; la semaine suivante, il n'y a même plus de transsudation. — Deux jours avant son départ, le malade fait 9 kilomètres à pied, toujours avec sa canne.

Le malade, que je vais voir au mois de mai suivant, a traversé mieux que moi l'encombrement de la place de l'Opéra. Il a été tellement enthousiasmé de sa cure de Bourbonne qu'il a fait des démarches dans le but d'acheter les actions et obligations de la Société des Thermes.

Observation II. — Mon ami X. D. a, au tiers inférieur de la jambe droite, une fracture intéressant les deux os. 6 mois après son accident, après avoir pris 47 bains de 20 minutes, 42 douches de 5 minutes et 18 massages de 10 minutes, j'ai constaté, à son départ, une diminution du cal de 1 centimètre en diamètre.

Ankylose.

Succès 66 °/₀

L'ANKYLOSE incomplète donne : succès 66 %. Quand elle est complète le résultat est nul, et je crois inutile d'insister sur ce point.

Observation. — Mr G. de R., âgé de 30 ans, vient à Bourbonne pour une ankylose partielle du genou gauche, contractée de la façon suivante : En juillet 1895, arthrite traumatique d'abord sèche, puis avec épanchement — compression, silicate, sangsues, vésicatoires et pointes de feu. — Résultat nul. — Alors ponction et lavage phéniqué. — A ce moment il y a ankylose complète.

A l'institut de Sens, cette ankylose est partiellement réduite. A son arrivée à Bourbonne le 7 juillet 1896, Mr G. possède donc une ankylose incomplète lui permettant : de l'extension totale à la flexion maxima des mouvements selon un arc de 55°. (Il y a de plus une atrophie musculaire énorme) : 4 centimètres au mollet et 8 centimètres à la cuisse.

Le malade reste 23 jours : 20 bains, 18 douches, 8 massages, 8 séances de faradisation. J'ordonnais des mouvements dans le bain, sous la douche, et surtout des mouvements d'opposition pendant le massage. Au fur et à mesure que les masses musculaires reprenaient de la dureté et de la contractilité, l'angle, que je mesurais presque tous les jours, diminuait. En partant, l'arc décrit était de 90° passés. Je pouvais en outre, à l'aide de ma main, appuyer le talon gauche du malade contre sa fesse, sans que cette flexion extrême fût douloureuse.

Atrophies musculaires
secondaires.

Succès 100 %.

L'ATROPHIE musculaire existe dès qu'une articulation fonctionne peu ou incomplètement. On peut affirmer que le succès est de 100 o/o. Mais ici, bien plus que dans les autres affections, la douche à haute pression, l'électrisation, le massage, la gymnastique et l'exercice aident puissamment l'action des eaux.

Observation. — Mme G. de G. reçoit au genou droit, le 10 août 1897, un choc violent, suivi d'arthrite traumatique, que son médecin soigne par une immobilisation trop rigoureuse. La malade, redoutant à juste titre l'ankylose, prend l'avis de M. le Pr P., qui l'envoie immédiatement à Bourbonne.

Je reçois la malade qui, par coquetterie, se traîne misérablement sur deux cannes au lieu de recourir à deux béquilles. L'articulation est excellente, mais l'atrophie musculaire est de 4 centimètres au mollet et de 7 à la cuisse. — Je fais suivre à la malade un traitement progressif pendant 6 semaines : 14 bains, 34 douches, 16 massages. Mme G., quelques jours avant son départ, me confesse qu'elle a oublié ses deux cannes au théâtre !

A partir de ce jour, la malade ne prend plus qu'une canne.

Au départ, au lieu de masses flasques, j'ai des muscles contractiles.

L'année suivante, nouvelle saison, intensive. La jambe droite vaut la gauche. Son médecin s'est déclaré émerveillé.

Sciatique.

Succès 80 °/°

L A sciatique, même invétérée, s'amé-
liore presque toujours à Bourbonne; mais on ne constate de guérison, la première année, que lorsqu'elle
est récente.

Observation. — Le Dr M. de W., m'adresse, le
13 juillet 1898, Mr G. d'A., 32 ans, atteint d'une
sciatique droite suraiguë, au point que le malade a dû se faire deux piqûres de morphine
pendant ses deux heures de voyage.

Le malade fait une saison de 21 jours, prend
d'abord de longs bains, que je continue presque
tous les jours, puis 14 douches (après le bain),
que j'ordonne progressives, de 5 à 15 minutes.
Le malade qui se faisait porter au bain fait des
promenades de 500 mètres à l'aide d'une canne.

L'année suivante, le malade revient, marche
sans canne, peut faire 6 kil., mais commence

à souffrir, manquant de muscle. Le mollet droit en effet mesure 34 cent. 3 et le gauche 36 cent. Il y a atrophie dans tout le membre inférieur gauche.

En 1899, le malade fait une nouvelle saison de 21 jours : 14 bains, 15 douches dont 8 à la pression de 18 m., et 9 massages.

Le 12 novembre suivant, le malade m'écrit : « *Je ne souffre plus du tout, et j'ai repris toutes mes occupations comme par le passé.* »

Phlébite.

JE n'aurai garde d'omettre la phlébite, mais seulement quand le caillot est devenu fibrineux. La disparition des œdèmes s'opère avec une rapidité qui étonne toujours malades et médecins.

Observation I. — Le Dr M. de B. m'adresse, le 17 juillet 1899, Mme P. de B., atteinte de phlébite post-puerpérale. Le Dr M. a institué immédiatement le traitement classique : il reste une augmentation de volume à peu près aussi considérable à la dernière visite qu'à la première. Dans le courant de l'année, alternatives d'amélioration et de retour à la santé antérieure, d'où conclusion que Bourbonne sera peut-être utile.

Mme P. fait donc une saison de 21 jours, avec 20 bains et 6 douches-affusions ascendantes. La malade, qui était obligée de se faire porter au bain les premiers jours, peut aller à la salle à manger dès le cinquième jour, et l'œdème disparaît à vue d'œil. La malade, la veille de son départ, fait plus d'un kilomètre en ville.

J'ai reçu des nouvelles en janvier suivant : Mme P. ne se sent plus de rien.

Observation II. — Mme E. de B. est atteinte, le 15 janvier 1898, de phlébite gauche d'abord, puis droite, à la suite d'une fausse couche. État anémique effrayant. Traitement classique ; 80 jours de lit avec des jambes énormes.

Le 14 juin, son mari la transporte à bras dans son bain. Au quatrième bain, diminution étonnante de l'œdème ; après 15 jours, réduction de moitié. Fin juillet, elle marche au bras de quelqu'un. Au commencement d'août elle marche seule et sans canne. Termine sa longue saison le 15 septembre de la même année.

En octobre, reprise totale de son métier excessivement dur.

La Goutte.

LES 9 centigrammes de chlorure de lithium que renferme l'eau de Bourbonne seraient inutiles si ces eaux n'étaient remarquablement favorables à la goutte.

Je touche en ce moment à la question médicale, la seule controversée à Bourbonne. Deux camps sont en face l'un de l'autre. L'un admet tous les goutteux, l'autre n'admet que les goutteux atoniques. Le premier s'appuie sur des raisons très sérieuses et argumente ainsi : Les eaux de Bourbonne ont mêmes température et composition que Wiesbaden où l'on traite avantageusement 40.000 goutteux par an. Bourbonne a en outre pour lui la Lithine que n'a pas

Wiesbaden. — L'autre camp n'admet que les goutteux atoniques, se basant sur les résultats.

Or voici mon avis personnel et absolument indépendant. *Le goutteux, même en imminence de crises, peut et doit être traité à Bourbonne, mais il ne sera pas un baigneur, il ne sera qu'un buveur. — Le goutteux atonique, au contraire, sera à la fois buveur et baigneur.*

Du reste, nous savons par expérience que fort peu nombreux sont les goutteux qui, dans les périodes aiguës, quittent leur *home* pour voler vers une ville d'eaux.

Mon opinion a l'avantage d'être conforme à la fois à la théorie et à la pratique.

Maladies des Femmes.

JE dois citer aussi l'endo-métrite catarrhale chez les lymphatiques et les arthritiques, l'endo-métrite de la puberté et de la ménopause, les salpingites, les annexites, les suites d'opérations sur l'utérus ou les annexes; les fibromes sous-péritonéaux, les fibromes au voisinage de la ménopause, les fibromes inopérables. Enfin les troubles fonctionnels de l'utérus relevant d'un état général défectueux.

Il y a contre-indication absolue dans la salpingite kystique et en général chaque fois qu'on soupçonne la présence d'une collection purulente.

Anémie et Débilité des Enfants.

LE Pr Germain Sée et Jules Simon avaient coutume d'envoyer à Bourbonne une quantité d'enfants anémiques et débilités.

Après ces maîtres éminents, j'affirme que ce traitement, variable avec l'âge et l'état du bébé, est des plus reconstituants. Du reste, je parle par expérience ; et tel, que la mer a rendu excitable, reprend à Bourbonne le calme, l'appétit et les forces.

CONTRE-INDICATIONS

Comme les indications, elles sont formelles.

Il ne faut pas envoyer à Bourbonne de porteurs d'affections aiguës des poumons ou du cœur, ni les apoplectiques, ni les porteurs de tumeurs blanches, sauf après la période de réaction tuberculeuse.

On n'enverra pas non plus les malades atteints d'anévrisme de l'aorte, ni d'aortite, ni d'artério-sclérose avancée.

On pourra envoyer au contraire les malades porteurs d'un souffle léger tout au moins compensé.

La dyspepsie n'est pas une contre-indication, au contraire.

Les neurasthéniques éprouveront de bons effets de la douche.

Les hypersthéniques et les nerveux en général demandent une certaine modération dans le traitement.

Les affections médullaires, quoi qu'on en ait dit, n'obtiennent pas souvent un arrêt sensible dans la marche progressive de leur affection.

Source Maynard.

ELLE est située à un kilomètre de Bourbonne, au milieu d'un bosquet où l'on a installé toutes sortes de jeux et de distractions. Elle est pour les baigneurs une promenade aussi agréable qu'hygiénique. Cette eau est *sulfatée calcique, magnésienne, bicarbonatée, froide,* très analogue à celle de Contrexéville et de Vittel ; elle est limpide, très agréable, et se boit soit à la Source même, soit à table.

Elle est éminemment diurétique et lithontriptique.

La source Maynard, comme je l'ai déjà dit bien des fois : *c'est Vittel ou Contrexéville à un kilomètre de Bourbonne.*

PARIS

IMPRIMERIE H. BOUILLANT

28, RUE SERPENTE. 28

(Hôtel des Sociétés Savantes)